DU

CORPS VITRÉ

APRÈS

SON PROLAPSUS ET SON ISSUE

PAR

G. PIERMÉ

Docteur en médecine de la Faculté de Paris,
Ancien externe des hôpitaux de Paris,
Ex-aide-major du 1er bataillon des mobiles des Côtes-du-Nord,
(siége de Paris 1870-71),
Médaille de bronze de l'Assistance publique.

PARIS
IMPRIMERIE DE A. PARENT
IMPRIMEUR DE LA FACULTÉ DE MÉDECINE,
rue Monsieur-le-Prince, 31.

1873

DU

CORPS VITRÉ

APRÈS

SON PROLAPSUS ET SON ISSUE

DU

CORPS VITRÉ

APRÈS

SON PROLAPSUS ET SON ISSUE

PAR

G. PIERMÉ

Docteur en médecine de la Faculté de Paris,
Ancien externe des hôpitaux de Paris,
Ex-aide-major du 1er bataillon des mobiles des Côtes-du-Nord
(siége de Paris 1870-71),
Médaille de bronze de l'Assistance publique.

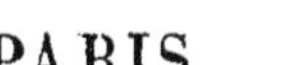

PARIS
IMPRIMERIE DE A. PARENT
IMPRIMEUR DE LA FACULTÉ DE MÉDECINE,
rue Monsieur-le-Prince, 31.

1873

DU CORPS VITRÉ

APRÈS

SON PROLAPSUS ET SON ISSUE

INTRODUCTION.

Il suffit d'avoir assisté à un certain nombre d'extractions de cataractes, pour savoir que l'issue plus ou moins considérable du corps vitré est une complication assez fréquente de ces opérations.

Les plus habiles opérateurs eux-mêmes, surtout depuis l'adoption presque générale des procédés linéaires périphériques, ne sont pas à l'abri de ce contre-temps : et, lorsqu'un chirurgien, au milieu de son opération, est désagréablement surpris par le prolapsus du corps vitré, cette question : qu'en adviendra-t-il? a dû plus d'une fois se présenter à son esprit.

S'il lui est facile de répondre au point de vue des altérations consécutives de l'iris et de la choroïde, il n'en est plus de même lorsqu'il envisage les modifications qui vont survenir dans la constitution intime du corps vitré.

En effet, tous les auteurs, qui ont fait de la cataracte et de son extraction une étude spéciale, nous parlent de la sortie du vitré comme d'un accident possible. Pour les uns, cette complication entraîne presque fatalement la perte de l'œil; pour les autres, elle ne compromet presque jamais le succès définitif de l'opération. Pour Velpeau enfin et quelques autres chirurgiens, elle serait même un accident heureux. La plupart nous parlent de complications irido-choroïdiennes, quelques-uns seulement et incidemment des altérations propres du corps vitré.

Frappé de cette divergence d'opinions, frappé surtout des lacunes qui existent dans l'étude anatomo-pathologique de l'humeur vitrée, nous avons voulu nous rendre compte de ce qui se passait dans cet organe et de la part qui lui revient dans les accidents consécutifs.

M. le Dr Panas, à qui nous avons communiqué notre projet, a bien voulu s'y intéresser. Il nous a conseillé de de faire des expériences sur l'œil du lapin et d'en tirer, par comparaison et analogie, les rapprochements et les déductions qui pourraient être utiles à notre sujet.

Grâce à ces expériences d'un côté, à nos observations cliniques de l'autre, on verra plus loin ce que nous avons été amené à penser de ces diverses opinions.

Nous devons le dire ici, dans les annales d'oculistique, quelques rares passages de Donders et de Græff nous ont enhardi dans nos conclusions. Le professeur Iwanoff, de Saint-Pétersbourg, a longuement traité de l'anatomie normale et pathologique de l'œil. Malheureusement ce livre n'a pas encore été traduit, et nous avons dû nous contenter des extraits rencontrés dans les annales.

DIVISION DU SUJET.

Pour plus de clarté, nous divisons notre travail en *quatre chapitres* :

Dans le *premier*, nous avons cru devoir, d'après les plus récents travaux français et étrangers résumer l'anatomie du corps vitré, pour mieux comprendre l'enchaînement des processus morbides observés et décrits plus loin.

Nous remercions ici notre excellent ami le D[r] Th. Keller, qui a bien voulu nous prêter son concours pour nos recherches dans les auteurs allemands.

Le *deuxième* chapitre comprend l'exposé raisonné de nos expériences sur les corps vitrés de dix lapins, que nous avons observés pendant trois mois.

Le *troisième* chapitre contient nos observations cliniques avec les rapprochements nécessaires et les extraits trouvés dans les auteurs qui se sont, en passant. occupés de ce sujet.

Le *quatrième* chapitre, enfin, se compose des conclusions, que nous croyons être autorisé à tirer des chapitres précédents.

CHAPITRE PREMIER.

ANATOMIE DU CORPS VITRÉ.

Le corps vitré forme une masse sphéroïdale, transparente, de consistance gélatineuse, située dans la partie postérieure du globe de l'œil, en arrière du cristallin et en contact direct avec la face interne de la rétine. A sa partie antérieure, le corps vitré offre une dépression cupuliforme dans laquelle est logée la lentille cristallinienne. On admettait généralement jusqu'à ces dernières années, que le corps vitré était enfermé dans une membrane propre, la membrane hyaloïde. Mais déjà Henle (1) avait dit : « L'hyaloïde comme membrane propre n'existe pas. Cette soi-disant membrane n'apparaît que lorsqu'on produit la séparation entre la rétine et le vitré. Ce dernier emporte la membrane limitante de la rétine, qui était alors considérée comme enveloppe du corps vitré et *avait ainsi deux noms différents*, d'après la manière dont la préparation anatomique était faite. Il va donc de soi qu'on ne peut pas donner au décollement du vitré le nom de décollement de l'hyaloïde.

Plus récemment, Iwanoff (2) a démontré, lui aussi, que cette prétendue membrane hyaloïde n'était pas autre chose que la limitante interne de la rétine. D'après cet auteur, elle constitue un élément de la rétine et ne

(1) Annales d'oculistique, t. LXIV, p. 52 et suiv.

(2) Iwanoff. — Glass Koöper. — Haudbuch der Lehre von den Geweben, herhaus-gegeben von Stricker, p. 1071.

s'applique, par conséquent, sur le corps vitré que dans l'étendue occupée par cette dernière membrane, c'est-à-dire jusqu'à l'ora serrata. Les processus pathologiques qui se produisent dans le corps vitré, et à la suite desquels ce dernier se ratatine et est détaché de la rétine, démontrent, de la manière la plus claire, que la limitante forme partie intégrante de la rétine (Iwanoff, *Beitræge zur normal. u. path. anat. des Aug.*, A. XV, p. 51). A partir de l'ora serrata, une nouvelle couche de fibres s'interpose entre le corps vitré et la limitante : ce sont les fibres de la zone de Zinn. Celles-ci établissent des adhérences assez intimes entre l'ora serrata et la partie du corps vitré qui est en rapport avec elles ; mais elles quittent ensuite complètement le corps vitré pour aller s'insérer sur le rebord cristallinien et former ainsi la paroi antérieure du canal de Petit. La paroi postérieure de ce canal est formée par le corps vitré dépourvu de toute membrane spéciale, comme nous l'avons dit. Il faut d'ailleurs considérer le canal de Petit, non comme un espace ouvert et rempli de liquide, mais comme une cavité virtuelle, comparable à celle qui existe entre les deux feuillets d'une séreuse. Henke et Henle admettent que les deux parois sont en contact, et simplement lubréfiées par un liquide séreux. Iwanoff confirme cette opinion : il s'appuie sur ce fait qu'il n'a jamais trouvé de glace dans ce canal sur des yeux congelés.

En arrière de la zone de Zinn, le corps vitré est simplement juxtaposé à la rétine; excepté au niveau du point d'entrée du nerf optique, où ils sont unis intimement.

Sur un corps vitré entièrement frais, ou mieux durci, la partie périphérique présente des différences bien nettes d'avec la partie centrale. En effet, on aperçoit dans la première une structure stratifiée, tandis que la dernière paraît homogène. De là, deux parties à considérer : l'une centrale ou *noyau*; l'autre périphérique, ou *écorce*. La partie centrale homogène, le noyau, n'est pas logée au centre même de l'organe, de manière à se trouver également entourée par l'écorce stratifiée concentrique, mais elle se trouve ramenée vers le devant, de façon que la partie corticale postérieure est beaucoup plus épaisse que la partie antérieure.

Au niveau de l'orra serrata, la surface du noyau n'est séparée de la limitante que par une simple couche très-mince, mais distinctement fibreuse. Cette couche se réfléchit vers l'axe optique et recouvre toute la face antérieure du C v.

Dans les couches superficielles du C v., on voit apparaître déjà vers l'équateur, des fibres sinueuses extrêmement fines et de nature élastique. Ces fibres deviennent de plus en plus nombreuses à mesure qu'on se rapproche de l'ora serrata. A partir de ce point, elles s'infléchissent, tout en s'appliquant entièrement contre la limitante, et plongent dans la partie ciliaire, où elles forment l'origine de la zone de Zinn, qui est, comme on le voit, une dépendance du C. v.

Hannover (1) et Finkbeiner ont admis que le C. v. renfermait des cloisons étendues de la surface vers l'axe du C. v. Ils comparaient sa structure à celle d'une orange coupée. Cet aspect, d'après Iwanoff et Stilling (2), est le résultat des procédés de dur-

(1) Müllers'Arch. 1845, p. 467.

(2) Eine Studie über den Baü des Glass Koöpers, A. F. A. XV, 4. Heft.

cissement employés par ces auteurs. Pour Iwanoff, les couches superficielles du corps vitré renferment des fibres très-déliées et d'apparence conjonctive. Entre ces faisceaux de fibres, on trouve des cellules qui se rapportent à trois types :

1° Des cellules rondes à grands noyaux, ces dernières entourées d'un protoplasma à gros granules. On les rencontre principalement dans les parties antérieures du C. v., surtout chez l'enfant, où elles renferment plusieurs noyaux.

2° Des cellules fusiformes et étoilées. On les rencontre sur toute la surface du C. v. Elles possèdent ordinairement de longs prolongements ramifiés et pourvus de renflements variqueux.

3° Une forme particulièrement caractéristique de cellules rondes renfermant dans leur intérieur une grande vésicule ronde, entièrement transparente. Les cellules de ce genre qui sont complètement développées ne contiennent qu'une seule de ces vésicules : elle remplit presque toute leur capacité et ne laisse subsister qu'une petite place à la périphérie, place où se loge un noyau entouré d'une faible quantité de protoplasma. On rencontre parfois deux de ces vésicules séparées seulement par une ligne droite. Dans d'autres cas, il y a plusieurs vésicules qui semblent enveloppées d'une tunique commune à contours régulièrement ronds. Ces sortes de cellules se trouvent de préférence dans les parties postérieures du C. v., et surtout chez les vieillards.

Toutes ces cellules sont contractiles ; elles changent de forme et peut être même de place. Chez les cellules rondes pourvues de vésicules, la contractilité est d'autant moindre que la vésicule est plus volumineuse et que par conséquent une plus grande partie de protoplasma a disparu.

Martegiani a décrit en 1814 une dépression infundibuliforme dans le corps vitré, à l'endroit de pénétration du nerf optique, dépression qu'il désignait sous le nom d'*area*. Cette area de Martegiani est en réalité l'origine du canal que l'on a nommé canal hyaloïdien de Cloquet. Cet auteur n'avait décrit ce canal que chez le fœtus. Stilling a démontré qu'il existe durant toute la vie. Il a indiqué des méthodes à l'aide desquelles on peut l'étudier sur l'œil frais.

D'après M. Sappey (2) l'humeur vitrée serait ainsi composée :

Eau..........................	98.40
Albumine....................	0.16
Chlorure de sodium.........	1.42
Substance soluble dans l'eau.	0.02

M. Sappey admet aussi les cellules du C. v., mais il se sert au sujet de leur arrangement intérieur de la comparaison de l'orange, faite par Hannower. Or nous savons, depuis les expériences plus récentes de Stilling et d'Iwanoff, que cette disposition doit être attribuée à la méthode de préparation.

M. Sappey cite alors le fait suivant : « Après avoir soumis à une dessiccation complète le C. v. au point qu'il ne soit plus représenté sur les parois du vase que par une tache circulaire, si l'on tient cette tache recouverte d'eau pendant plusieurs jours, on la verra se détacher sous la forme d'une pellicule, puis reprendre peu

(1) Loc. cit.

(2) Sappey, anatomie, t. III, p. 764.

à peu les dimensions et tous les caractères du C. v. qui se reconstitue ainsi, par le seul fait de son imbibition, c'est-à-dire de l'emprisonnement de l'eau dans ses aréoles. Or le C. v. se reconstituant aux dépens de l'eau qu'il absorbe, et l'humeur vitrée ainsi reconstituée reprenant sa consistance primitive, il semble difficile de ne pas admettre que celle-ci est le simple résultat de son emprisonnement presque moléculaire. »

Nous avons cité ce passage parce que cette expérience, répétée par nous avec succès, confirme notre manière de voir sur l'aptitude du corps vitré à emprunter aux milieux qui l'entourent les éléments liquides de sa reconstitution, ainsi que tendent à le prouver nos propres observations.

D'après le même auteur, les cellules périphériques du corps vitré forment une couche régulière assez résistante pour maintenir en place toutes les parties liquides lorsqu'on isole l'organe de la coque oculaire. Après avoir incisé largement, mais délicatement, la sclérotique, la choroïde et la rétine, il suffit, dit M. Sappey, de pincer légèrement le corps vitré en exerçant quelques tractions pour faire une véritable énucléation du corps vitré. On a alors un organe qui s'affaisse comme l'œuf privé de son enveloppe calcaire, mais qui ne laisse point transsuder les liquides qu'il contient. Nous n'avons pas pu répéter cette expérience, mais nous croyons à sa possibilité, quand nous voyons un homme aussi compétent que M. Sappey nous l'affirmer.

M. Cruveilhier (1) n'a pas d'opinion bien arrêtée sur la structure du corps vitré. Il nous dit que le corps vitré

(1) Traité d'anat. descr., t. II, p. 652.

est formé par un liquide, l'humeur vitrée, et par une membrane qu'on appelle membrane hyaloïde. Puis il rappelle l'opinion de Müller et la division de l'organe en un nombre indéterminé de loges ou cellules. « Demours, dit-il, pour déterminer la direction des prolongements formant les loges, se servit d'yeux congélés. Les glaçons à facettes qu'il put retirer du corps vitré lui firent penser que les prolongements de la membrane hyaloïde forment, dans la cavité circonscrite par cette membrane, un réseau de lames entre-croisées; et son opinion fut adoptée par beaucoup d'auteurs. Brücke, examinant des yeux qu'il avait plongés dans une solution d'acétate de plomb, arriva à cette idée, que la membrane hyaloïde forme, dans le corps vitré, une série de lames emboîtées les unes dans les autres comme les couches d'un oignon. Mais Bowman fit voir que ces lames sont le produit du réactif qui devait servir à les démontrer. Une objection analogue peut être opposée à l'opinion de Hannover, qui, se servant dans le même but d'une solution d'acide chromique, trouva la cavité de la membrane hyaloïde cloisonnée par de nombreuses lames étendues de la superficie vers l'axe du corps vitré. » En résumé, l'étude du corps vitré est à faire, et l'examen de cet organe sur des embryons n'est pas encore parvenu à fixer la science sur ce point.

Pour M. Robin (1), le corps vitré n'a pas d'organisation comme nos autres tissus. C'est une humeur particulière comparable au blanc d'œuf, coagulable comme ce dernier par certains réactifs, et prenant comme lui un aspect fibrillaire. Les stries ont une direction déter-

(1) Traité des humeurs. — Nysten.

minée qui donne au corps vitré une apparence de texture spéciale, comparable à celle qu'acquiert l'albumine de l'œuf coagulé dans sa coquille, mais non comparable à celle d'un tissu.

Avec la plupart des auteurs, M. Robin donne comme indice de réfraction du corps vitré, 1339. Pour lui, qui admet que l'organe est formé d'un liquide homogène, à peu près analogue à l'albumine, il doit être assez facile de déterminer l'indice de réfraction. La chose, au contraire, est bien plus difficile pour nous et pour tous ceux qui admettent dans le corps vitré une structure particulière, une densité variable, selon les points que l'on examine. Si la densité augmente d'avant en arrière, l'indice de réfraction doit nécessairement varier avec cette densité.

D'après Vallée (1), le corps vitré est formé de couches superposées, à partir du cristallin jusqu'au fond de l'œil. Chaque couche est homogène, mais la densité de l'organe va en croissant d'avant en arrière; il base ensuite sur ce fait anatomique toute une théoriede l'adaptation des images sur la rétine.

Nous n'avons pas d'opinion personnelle sur la structure du corps vitré, nous avons voulu seulement rapporter succinctement les différentes idées qui ont été émises sur la strcture de l'organe que nous allons étudier au point de vue pathologique.

(1) Théorie de l'œil, 1843.

CHAPITRE II.

EXPÉRIENCES.

Avant de rapporter nos expériences sur les lapins, nous croyons utile de décrire le procédé que nous avons employé. C'est à l'aide d'une petite seringue aspiratrice graduée, munie d'une aiguille creuse un peu moins fine que celle de la seringue de Pravaz, que nous avons opéré.

Le lapin étant maintenu immobile par des liens fixateurs, nous enfoncions l'aiguille dans la sclérotique à 4 MM. du bord cornéal supérieur et à une profondeur de 5 MM. environ dans le C. v. Alors, pendant que nous maintenions le lapin et l'aiguille, un aide, appliquant la seringue, aspirait la quantité convenue d'humeur vitrée.

Il était assez difficile, pour peu que le lapin bougeât malgré les liens, et vu la grosseur du cristallin de cet animal, de ne pas blesser parfois la cristalloïde postérieure. Cet accident nous est en effet arrivé plusieurs fois, malgré le soin que nous prenions de diriger l'aiguille de haut en bas et un peu obliquement d'avant en arrière. Disons de suite pour n'y plus revenir, que cette lésion n'a jamais amené de complication sérieuse. Nous n'avons jamais eu d'hémorrhagie par la piqûre ni à l'intérieur ni à l'extérieur, et nous n'avons observé autour qu'une légère inflammation très-localisée, qui disparaissait entre 24 et 48 heures.

EXPÉRIENCE I. — Lapin n° 1. OD. Le 21 mai 1873. Ponction à 4 mm. du bord cornéal sup., vers l'angle externe de l'œil droit. L'examen ophthalmoscopique fait préalablement, ne nous a rien fait voir d'anormal

Nous obtenons un liquide transparent, parfaitement limpide, d'une fluidité presque comparable à celle de l'eau. Quantité : 7 dixièmes de cent. cube. La masse totale du C. v. du lapin étant à peu près de 1 cent. cube, nous avons donc retiré environ 2/3 de l'humeur vitrée.

Aussitôt la ponction terminée, nous observons les phénomènes suivants : l'œil est mou comme un chiffon, l'iris est considérablement plissé, et l'ouverture pupillaire presque effacée. Après un quart d'heure, instillation de quelques gouttes d'une solution légère d'atropine. On n'obtient pas de dilatation appréciable. Par suite l'examen au miroir est à peu près impossible, et le peu de fond de l'œil qu'on aperçoit n'apparaît pas nettement.

Le lendemain matin la pression intra-oculaire est rétablie : aucun accident inflammatoire à l'extérieur du globe oculaire. Les milieux sont transparents, ils paraissent normaux et les membranes saines.

Le 25, c'est-à-dire quatre jours après la ponction, nous constatons à l'examen ophthalmoscopique, sur la face postérieure du cristallin, à sa partie supérieure, quelques stries réfractant fortement la lumière. Ces stries n'existent qu'en haut et en travers du cristallin. Nous constatons, par l'éclairage oblique, que ces stries ne sont pas profondément situées : nous les attribuons à un accident de l'opération. Plus profondément les milieux sont parfaitement transparents, et nous n'observons ni altération papillaire ni décollement de la rétine.

Le 27 mai, même état de l'œil. Par une seconde ponction, nous retirons de nouveau la moitié de l'humeur vitrée, qui présente les mêmes propriétés que la précédente. Trois heures après, la pression intra-oculaire étant presque rétablie, la pupille ayant été préalablement dilatée, nous apercevons au-dessous de la papille et sur le trajet d'un gros vaisseau, une tache noirâtre, irrégulière, de la grosseur d'un grain de chènevis, et complètement immobile. Nous diagnostiquons un foyer hémorrhagique.

3 juin. Le foyer a disparu en partie, mais, au milieu du vitré, nous trouvons trois petits corps flottants, facilement visibles au miroir, et que nous croyons être des débris dus à la fragmentation du foyer hémorrhagique. Les milieux d'ailleurs sont transparents, la pression intra-oculaire rétablie de nouveau.

15 juin. Les corps flottants que nous avons aperçus, obéissant aux lois de la pesanteur, sont tombés sur les parties les plus déclives de la rétine, où ils paraissent s'être fixés. A ce niveau la choroïde semble légèrement enflammée.

25 juin. La résorption des débris du caillot paraît complète, et la transparence du vitré ne laisse rien à désirer. Les stries du cristallin ont presque disparu également ; c'est à peine si l'on aperçoit une petite ligne qui réfracte encore la lumière.

30 juin. Autopsie. Nous trouvons un cops vitré transparent et de consistance ordinaire en avant. En arrière, à l'endroit où se trouvaient les points noirs, l'humeur vitrée s'écoule dans son tiers postérieur ; la partie antérieure s'affaisse; mais ne s'écoule pas. Les membranes nous ont paru intactes, sauf à l'endroit de la résorption où nous avons constaté entre la rétine et la choroïde

une tache blanchâtre, de la grosseur d'une demi-tête d'épingle, véritable choroïdite atrophique, comme il est si fréquent de la voir à la suite des hémorrhagies de cette membrane.

Expérience II. — Lapin n° 1. 27 mai. OG. Après avoir constaté l'état normal de l'œil gauche et avoir renouvelé la ponction de OD, nous retirons un tiers de l'humeur vitrée de OG. L'œil devient mou, etc. L'humeur est très-limpide, pas d'hémorrhagie intra-oculaire.

Le 3 juin. Examiné de nouveau, cet œil présente sa tension normale. Les milieux sont transparents. Les membranes paraissent complètement saines. Aucune réaction inflammatoire. Cet état se maintient jusqu'au jour de l'autopsie le 30 juin. Le C. v. se présente avec sa transparence et sa consistance habituelles. La rétine ne présente pas d'altération à la loupe, et l'endroit de la piqûre n'est plus visible.

Expérience III. — Lapin n° 2. 23 mai. OD. Ponction. Extraction à peu près totale. Œil très-mou, ratatiné. Examen au miroir impossible. Le lendemain l'œil étant revenu à sa pression intra-oculaire normale, l'observation de la papille est possible, mais, de blanche qu'elle est d'habitude, elle est devenue rougeâtre. Un caillot adhérent, qui paraît gros comme une lentille, se remarque à 2 ou 3 mm. au-dessous de la papille et à droite. Le lendemain nous constatons un petit nuage encore transparent autour du caillot. Le 26, le trouble augmente, il cache la moitié de la papille et se perd en bas où il cache la rétine. Le surlendemain un trouble laiteux de tout le champ pupillaire nous empêche de voir le fond de l'œil.

De jour en jour cette teinte laiteuse semble s'opacifier davantage. Le 10 juin, l'opacité persiste, et l'œil, qui a son volume normal, se laisse déprimer par le doigt et ne revient pas aussi promptement à sa forme sphéroïdale.

Le 27 juin, jour de l'autopsie, nous constatons la même apparence de la pupille, et l'œil nous semble un peu atrophié. En effet, le C. v., moins volumineux, se présente sous la forme d'une masse caséeuse, qui n'est autre chose que du pus, tel qu'on l'observe dans tous les yeux qui suppurent. La rétine est décollée par places et elle présente entre elle et la choroïde des plaques d'exsudat semblables, quoique moins jaunes, à la masse du vitré.

En bas nous trouvons un petit caillot de la grosseur d'un grain de millet, enkysté au milieu d'exsudats, et adhérent à la rétine et à la choroïde. A l'intérieur il est noirâtre. Porté sous le champ du microscope, il présente des globules rougeâtres et des globules jaunâtres plus ou moins teintés. Nous reconnaissons parfaitement les globules de sang qui ne sont pas encore transformés.

Exp. IV. Lapin n° 2. — O. G. Le 10 juin, quand l'œil droit est en pleine suppuration, nous retirons une très-minime partie de l'humeur vitrée de O. G.

Nous nous sommes auparavant assuré qu'aucune lésion sympathique ou autre ne s'est développée dans cet œil.

Une heure après la ponction, la pression intra-oculaire, qui d'ailleurs était peu diminuée, est complètement rétablie. Les milieux sont transparents. La rétine est saine ; la choroïde n'est même pas devenue rouge, comme cela se produit quand il y a, par suite du vide, hyperémie dans ses vaisseaux.

Le lendemain 11. Nous n'observons rien de nouveau. Les jours suivants, l'œil ne change pas. Enfin, le 27, à l'autopsie, nous trouvons des membranes saines ; pas de trace de piqûre, pas d'exsudat, et un C.v. qui a toutes les apparences de l'humeur normale : transparence, consistance physiologiques ; sectionné il s'affaisse, mais ne s'écoule pas comme lorsqu'il y a du ramollissement.

Ainsi, ni dans les membranes, ni dans le C.v. lui-même, aucun retentissement sympathique, même après une petite blessure qui semblait devoir amener la purulence dans de pareilles conditions.

Exp. V et VI. Lapin n° 3. — O. G. Le 27 mai, les deux tiers de l'humeur vitrée de l'œil gauche sont évacués. Trois heures après, la pression intra-oculaire est rétablie ; l'iris est revenu à son état normal ; l'atropine le dilate. A l'examen avec le miroir, le fond de l'œil ne présente aucune altération. Pas d'hémorrhagie. Cet état se maintient les jours suivants.

O,D. Le 15 juin, tandis que l'œil gauche paraît rétabli, nous enlevons la presque totalité du C.v. de l'O. D. L'œil est mou, ratatiné.

Le lendemain, 6 juin, la pression intra-oculaire est rétablie : l'œil de ce côté est aussi volumineux et aussi dur que l'autre. Il présente une transparence surprenante ; mais, au fond de l'œil, nous découvrons une hémorrhagie de 1 m/m de large sur 2 de long, en travers et en bas de la papille. Ce point noir est immobile lorsqu'on imprime une secousse à la tête de l'animal, et, quelle que soit l'incidence sous laquelle on le regarde, il conserve toujours les mêmes rapports avec la papille. Du côté des membranes, sauf au niveau de ce point hémorrhagique, nous n'apercevons rien de particulier.

Le 20 juin, c'est-à-dire cinq jours après l'opération, nous apercevons un trouble manifeste autour de l'hémorrhagie. Par l'éclairage oblique, nous constatons que ce nuage n'arrive pas à la moitié antérieure du vitré.

Le 21, le nuage ne semble ni augmenter ni diminuer.

Le 22, même état.

Le 25, ce nuage paraît s'éclaircir.

En effet, les jours suivants, on peut distinguer la choroïde et la papille, qui paraissent un peu blanchâtres à travers le nuage.

Le 30 juin, on ne distingue plus aucun trouble, mais une tache à la place de l'hémorrhagie.

Ce jour-là, à l'autopsie le C.v. s'affaisse presque complètement, excepté dans sa partie antérieure, encore consistante.

Les membranes de l'œil ne sont pas décollées; mais nous trouvons un exsudat qui tient à la rétine, au niveau du point hémorrhagique. Cet exsudat n'est pas noir à l'intérieur; pour nous, il représente le caillot sanguin en voie de résorption.

Ici nous ferons remarquer que, pendant la suppuration du vitré du côté droit, aucun phénomène sympathique n'a été saisissable du côté gauche. Le corps vitré gauche sectionné se présente parfaitement rétabli, comme transparence, et avec la consistance qu'il a à l'état physiologique.

Exp. VII. Lapin n° 4. — O. D. Le 31 mai, nous retirons la moitié environ de l'humeur vitrée. Deux heures après, lorsque la pression intra-oculaire est rétablie, nous constatons la parfaite intégrité des membranes internes et la transparence des milieux.

Le 1er juin, auprès de la papille, sur son bord inférieur, nous apercevons un point blanc, de la grosseur d'une petite lentille. Pas d'hémorrhagie. Milieux transparents tout autour. Par l'éclairage oblique, nous arrivons à faire passer un peu de lumière derrière le nuage, ce qui semble le déplacer légèrement. Les membranes sont intactes.

Le lendemain matin, le nuage est plus épais; il a grossi sensiblement. Aussitôt nous faisons l'autopsie. En sectionnant le corps vitré, il s'affaisse, ne laissant que son enveloppe pour ainsi dire au fond de la coque oculaire. Au milieu de l'écoulement de l'humeur vitrée, nous retenons quelques parcelles du nuage entraîné, et qui fait saillie à travers le liquide.

Portées sur le champ du microscope, ces parcelles nous font voir de la matière amorphe, et au milieu une multitude de globules jaunâtres, les uns uniformes, les autres contenant de nombreuses granulations.

Nous n'hésitons pas à attribuer cet état à de la purulence.

Les membranes sont saines; la rétine n'est pas décollée; le point de la piqûre n'est pas visible, et les restes du C.v., retenus aux membranes, semblent très-transparents et consistants.

Exp. VIII. Lapin n° 4. — O. G. En même temps que l'œil droit est ponctionné, nous retirons à l'œil gauche un cinquième environ d'humeur vitrée. La pression oculaire est peu changée. Nous examinons le fond de l'œil au miroir, et nous ne constatons qu'une rougeur un peu plus accentuée de la choroïde.

Le lendemain, nous n'apercevons plus rien d'anormal.

Le 2 juin, à l'autopsie, le corps vitré, coupé en deux, ne s'écoule pas de la coque oculaire. Il paraît aussi consistant qu'à l'état normal. Quant à sa transparence, elle est parfaite. Quelques parcelles de l'humeur vitrée, mises sous le champ du microscope, ne présentent aucune altération saisissable.

Exp. IX. Lapin n° 5. — O. D. Le 15 juillet, extraction presque totale du corps vitré. L'œil s'affaisse complètement, l'iris plissé obstrue le champ pupillaire. Deux heures après, l'œil a repris à peu près son volume, bien qu'à la pression on le trouve plus mou que celui du côté opposé. L'iris se dilate irrégulièrement, sous l'influence de l'atropine, mais permet cependant d'examiner le fond de l'œil.

A l'éclairage oblique, le fond de l'œil donne des reflets rougeâtres. On ne distingue rien dans les milieux transparents.

Avec le miroir et la loupe, on aperçoit facilement la papille. Les vaisseaux que nous avions examinés avant de faire notre ponction ont presque doublé de volume. Tout le fond de l'œil paraît vivement congestionné. Cependant, examinée dans tous ses points, la choroïde ne nous laisse voir aucune trace d'hémorrhagie. La rétine n'est décollée en aucun point.

Le lendemain, l'iris, sous l'influence de l'atropine, est

dilaté fortement et régulièrement. A l'éclairage oblique, légère opalescence dans les milieux transparents, mais paraissant située profondément. Avec le miroir, nous apercevons, placé presque en avant de la papille, et manifestement au milieu du vitré, un point un peu trouble, qu'il est facile de circonscrire, et qui gêne pour faire l'examen des membranes de l'œil. A part la congestion, nous ne remarquons rien d'anormal.

Le surlendemain, le point trouble est devenu complètement opaque et a augmenté d'étendue, surtout par sa partie inférieure. Le fond de l'œil est difficile à distinguer.

Nous diagnostiquons une suppuration primitive du corps vitré, et nous faisons immédiatement l'autopsie, avant que le pus ne puisse arriver à la périphérie de l'organe.

L'œil est mou ; nous pratiquons une section autéro-postérieure, de façon à avoir deux segments. Le corps vitré diffluent s'écoule en grande partie sous forme d'un liquide d'un blanc jaunâtre, qui rappelle un peu l'état jumenteux des inflammations chroniques du vitré. Toute la partie périphérique de l'organe est restée en place et examinée sous l'eau. Nous la trouvons opaque dans les points qui correspondaient aux parties liquides qui viennent de s'écouler ; mais l'opalescence diminue quand on arrive près des couches corticales, qui ont conservé leur transparence. A la partie inférieure, les lésions paraissent plus avancées.

L'examen microscopique nous montre des globules de pus d'une teinte jaunâtre plus ou moins accentuée. Quelques-uns sont à un ou deux noyaux ; la plupart en sont dépourvus et ne présentent que de fines granulations dans leur intérieur. La rétine n'est décollée en aucun point. La choroïde, fortement congestionnée, ne présente pas d'exsudat inflammatoire.

Exp. X. Lapin n° 5. — O. G. Le 15 juillet, en même temps que nous ponctionnons O. D. et que nous enlevons une grande partie du vitré, nous opérons aussi O. G., pour lui soustraire environ un tiers de son humeur.

Immédiatement après, nous pouvons examiner le fond de l'œil, qui apparaît un peu plus rouge qu'à l'état normal.

Le vitré est transparent. Nous ne remarquons aucune altération des membranes, et par l'éclairage oblique aucune opacité dans les milieux. Deux heures après, la pression intra-oculaire est rétablie.

Le lendemain, même état de l'œil.

Le 27, c'est-à-dire quarante-huit heures après, nous sectionnons le corps vitré, qui est parfaitement reformé. Il présente sa transparence et sa consistance normales.

Les membranes uous paraissent intactes. Le fond de l'œil était devenu moins rouge, vu au miroir.

Exp. XI. Lapin n° 6.—Le 10 juin, le vitré du O.D est enlevé aussi complètement que possible. Avant de retirer l'aiguille tubulée qui a servi pour l'opération, nous faisons, sur différents points des membranes internes, des piqûres, des déchirures, dans le but de provoquer une inflammation suppurative. Nous voulons voir si cette inflammation aura quelque retentissement sur l'autre œil.

Aussitôt que l'examen ophthalmoscopique peut être fait (trois heures après la ponction), nous constatons un trouble profond du vitré, de nouvelle formation. Ce trouble paraît dû à de nombreux globules sanguins disséminés dans sa masse.

11 juin. Opalescence du corps vitré. Le fond de l'œil n'est plus nettement visible.

12 juin. Suppuration évidente. Chémosis inflammatoire de la conjonctive.

Le lapin est abandonné jusqu'au 15 juillet, jour de l'autopsie. Le vitré de O. D. est changé en une masse caséeuse, que le microscope nous montre être du pus concret; choroïde enflammée avec de petits foyers suppurés.

L'œil gauche, autopsié en même temps, ne présente absolument rien d'anormal. Le vitré a la transparence et la consistance que nous avons l'habitude de rencontrer chez le lapin.

Exp. XII. Lapin n° 7. — Le 17 juillet, O. D. est vidé aussi complètement que possible. A la fin de la ponction, au moment où nous retirons la seringue, nous voyons un peu de sang venir se mêler à l'humeur transparente.

Deux heures après, la pression intra-oculaire est assez rétablie pour permettre l'examen du fond de l'œil. Nous ne voyons aucun point qui ait pu fournir l'hémorrhagie, et nous l'attribuons aux membranes externes qui ont donné le sang au moment où la pointe de l'aiguille est venu les déchirer. La choroïde est rouge, mais rien ne nous annonce que la rétine soit décollée.

Le 18 juillet, pression rétablie; transparence du vitré, milieux sans aucun nuage; fond de l'œil normal.

Le 20 juillet, l'autopsie est faite. Nous découvrons,

à l'endroit de la piqûre, un petit point de choroïdite atrophique. La rétine n'est pas décollée, la papille est normale; mais, en coupant l'œil en deux, tout le vitré s'est écoulé. Nous n'avons vu aucun caillot ni aucune opalescence dans l'humeur.

Exp. XIII. Lapin n° 7. — Le 10 juillet, nous enlevons un tiers de l'H.v. à O.G.

La pression se rétablit au bout de deux heures environ. Nous ne constatons alors aucune lésion des membranes ni des milieux.

Le 19 juillet, état très-normal de l'œil. La choroïde a repris sa teinte habituelle.

Le 20 juillet, le corps vitré, coupé en deux, ne s'écoule pas. Il s'affaisse un peu; mais sa consistance nous paraît normale. Sa transparence est parfaite; il nous est impossible de saisir à la loupe et par l'éclairage oblique le moindre trouble.

Les membranes sont intactes. Le point de la piqûre est encore un peu visible, mais la choroïde ne paraît pas enflammée.

Dans presque toutes nos expériences nous avons vu les yeux reprendre, au bout de quelques heures, leur forme et leur tension à peu près normales. Dans ces cas, le corps vitré se reforme-t-il, identique à lui-même, ou bien obtient-on un organe nouveau, plus ou moins analogue à l'humeur normale, et jouissant des mêmes propriétés physiques?

Nous croyons être dans le vrai en affirmant la formation d'un véritable corps vitré.

Nos expériences, en effet, nous font voir ce corps de

nouvelle formation, d'une transparence parfaite, d'une consistance sensiblement égale à celle de l'humeur normale, sans que les membranes environnantes, soient le siége d'aucune lésion. L'examen ophthalmoscopique, comme l'examen microscopique, ne permettent point de constater de changement appréciable dans la constitution moléculaire du corps vitré. Ce qui nous confirme encore dans cette manière de voir, c'est l'étude de la structure anatomique de cet organe. Nous avons déjà cité l'expérience de M. Sappey, dans laquelle le corps vitré desséché se reforme rapidement, lorsqu'on le place dans l'eau; reprenant, je ne dirai pas les mêmes propriétés chimiques, mais, au moins, les mêmes propriétés physiques de transparence et de consistance. Nous savons aussi que la partie du vitré dont l'organisation est la plus parfaite se trouve à la périphérie, où elle forme pour ainsi dire une enveloppe stratifiée.

Que se passe-t-il quand on enlève seulement une petite quantité du corps vitré? Toutes ses parties centrales sont aspirées avec la plus grande facilité, à l'état de liquide albumineux, sans que le squelette de l'organe soit sensiblement altéré. Cette intégrité des parties périphériques place le corps vitré dans des conditions excellentes pour réparer ses pertes. Le système des vaisseaux irido-choroïdiens qui l'enveloppe en totalité et qui forme un réseau vasculaire d'une richesse incomparable lui permet d'emprunter rapidement à la circulation générale tous les éléments nécessaires à sa reconstitution. Ne voyons-nous pas le même fait se produire pour le liquide de la chambre antérieure? Ce n'est plus quelques heures, c'est quelques minutes seulement qui sont nécessaires pour sa reformation.

On pourra nous objecter, il est vrai, que, dans nos expériences, les vaisseaux de la choroïde n'ont pu donner, comme éléments réparateurs, qu'un liquide plus ou moins analogue à l'humeur aqueuse, et tout à fait insuffisant pour rendre au corps vitré sa constitution intime; que notre vitré prend la forme de la cavité oculaire comme un liquide la forme du vase qui le contient, qu'il conserve sa transparence complète, mais, qu'en somme, ce n'est qu'un vitré liquide.

La chose serait vraie, si cet organe ne venait aider lui-même à sa reconstitution. Il nous a été impossible de suivre les transformations qui s'opèrent dans la structure du vitré et les modifications cellulaires qui surviennent à la suite de son enlèvement partiel. Mais, pour nous, cette transformation existe; car, sur des lapins, un ou deux jours après nos expériences, le vitré de nouvelle formation nous a offert la même consistance que le vitré normal. Puisque la choroïde, par les vaisseaux, ne peut fournir que des éléments liquides, il faut, de toute nécessité, que le vitré trouve en dehors de cette membrane les éléments qui lui rendent sa consistance. Ces éléments, il ne peut les trouver qu'en lui-même, dans ses cellules centrales, placées dans ce qu'on a désigné sous le nom de noyau, cellules en voie de transformation, et propres plus que les autres à se multiplier par prolifération. Nous admettrons donc, jusqu'à preuve du contraire, que le corps vitré se reconstitue, partie aux dépens de la choroïde, partie aux dépens de ses cellules propres. Cette reconstitution, pour rendre au vitré ses propriétés tout à fait normales, doit se faire assez rapidement : dans l'espace de deux ou trois jours. Nous voyons, en effet, dans nos expériences 8, 10 et 13, le vitré se présenter à l'autopsie, au bout de quarante-huit heures, avec toutes ses propriétés. Aussi, ne craignons-nous pas d'affirmer que, si le quatrième jour, il n'est survenu aucun accident qu'on puisse constater, soit par le palper, soit par l'éclairage, le corps vitré a repris sa constitution anatomique normale, *et qu'à cette époque il ne peut être le point de départ d'aucune altération phlegmasique.*

Dans un organe quelconque de l'économie, lorsque la prolifération cellulaire se fait avec une trop grande rapidité, des éléments de nouvelle formation passent facilement à l'état purulent. Aurons-nous à craindre le même accident lorsque le corps vitré se trouvera dans des conditions analogues? Nous savons que la cornée, organe invasculaire dans le sens propre du mot, est souvent le siége de collections purulentes, et, si l'on voit des vaisseaux s'y développer, c'est toujours consécutivement. Nous pouvons donc admettre que le corps vitré, organe invasculaire au même titre que la cornée, se trouve dans des conditions, sinon identiques, au moins analogues, et qu'il peut devenir primitivement le siége de collections purulentes. Nos expériences 7 et 9 le prouvent surabondamment. Telle est aussi l'opinion de de Graeff. Il dit, en effet, dans les *Annales d'oculistique* (1) : « La pathologie nous interdit certainement de douter de l'existence dans le corps vitré d'une trame susceptible de devenir malade d'une manière indépendante. Ce qui me paraît le prouver, c'est la suppuration aiguë du corps vitré, qui se produit sans communication des nombreuses membranes internes, et sur un point circonscrit du

(1) T. LIV, p. 56.

corps vitré. Je crois même, qu'au point de vue clinique, la suppuration du corps vitré doit être séparée de la choroïdite suppurative. »

Donders (1), de son côté, a fait des expériences à l'aide d'un fil de gomme élastique passé à travers le corps vitré. Il le le tend fortement, fait sa section des deux côtés au ras de la sclérotique, et obtient sa rétraction au milieu du vitré. Il se fait alors autour de ce corps étranger une suppuration circonscrite en discontinuité manifeste avec les membranes internes.

Dans le même article Nœgel dit aussi : « Dans les recherches anatomiques que j'ai faites sur plusieurs yeux humains, je n'ai pu constater, dans le corps vitré, qu'une simple trame fibrillaire capable de simuler parfaitement une structure membraneuse, et comme cette trame est de nature cellulaire, elle peut, comme j'ai eu l'occasion de le constater, devenir le point de départ d'une suppuration. »

Le corps vitré suppure donc, mais dans quelles circonstances verrons-nous la suppuration se produire? Nos expériences nous ont encore démontré ce fait, c'est que la suppuration primitive ne survient que dans les cas de pertes considérables du vitré. Et, en effet, dans ces circonstances, il se fait, dans les cellules périphériques restées intactes, une prolifération d'autant plus rapide que les pertes sont plus considérables, et nous savons depuis longtemps que cette rapidité trop intense dans la prolifération des cellules est la cause habituelle de toute suppuration.

Si le corps vitré peut s'enflammer jusqu'à donner de

(1) Ibid.

la suppuration, il faut bien admettre aussi que cette terminaison n'est point fatale, et nous serions fort porté à ranger dans les inflammations chroniques du vitré, ces atrophies de l'œil que nous avons signalées dans les expériences 3 et 9. Mais cette atrophie ne se produit que très-lentement. Aussi, n'avons-nous pas eu à enregistrer dans ces expériences d'atrophie considérable. Mais nous aurons occasion de rappeler ce fait en parlant des atrophies oculaires consécutives à l'issue du vitré chez l'homme, atrophies beaucoup plus fréquentes qu'on ne le croirait au premier abord, n'amenant pas fatalement la cécité et ne se montrant quelquefois qu'au bout de plusieurs mois.

L'inflammation aiguë ou chronique n'est pas le seul accident consécutif du prolapsus vitréen. Dans nos expériences, nous avons constaté plusieurs fois des lésions qu'on pourrait appeler de voisinage : lésions portant tantôt sur la rétine, tantôt sur la choroïde, mais ayant dans tous les cas leur point de départ dans cette dernière membrane. Ces lésions reconnaissent la même cause, le vide relatif qui se produit à l'intérieur de la coque oculaire, par suite de la soustraction du vitré. Que se passe-t-il, en effet, quand cet organe a été enlevé en quantité notable? La pression intra-oculaire est considérablement et surtout brusquement diminuée, et nous voyons se développer des phénomènes analogues à ceux qu'il nous a été souvent donné d'observer dans la ponction de certaines séreuses, remplies par un liquide inflammatoire. Dans ces cas, on avait au début une sérosité fibrineuse assez limpide, mais qui se mélangeait à une quantité de sang d'autant plus considérable que la cavité séreuse se trouvait vidée plus complètement.

Le vide produit par l'issue de l'épanchement avait déterminé un afflux considérable du côté du système vasculaire; les capillaires, surtout ceux de nouvelle formation, n'avaient pu résister à cette pression anormale; ils s'étaient rompus, et leur déchirure avait donné lieu à une hémorrhagie.

La même chose se passe pour les capillaires de la choroïde; seulement, comme nous n'avons pas ici de vaisseaux de nouvelle formation, l'épanchement sanguin se fait moins facilement : mais le mécanisme est tout à fait le même. Afflux considérable dans les vaisseaux choroïdiens pour remplir le vide, déchirure de quelques capillaires et épanchement intra-oculaire. Cet épanchement peut se loger entre la rétine et la choroïde, comme dans l'expérience 3, ou bien déchirer la rétine et tomber dans la masse du corps comme nous l'avons vu dans les expériences 1, 3, 5 et 6. Dans tous les cas, cette complication est toujours un accident fâcheux, car ce sang, épanché dans le milieu de l'œil, peut jouer le rôle de corps étranger et devenir le point de départ d'accidents inflammatoires. L'expérience 3, qui s'est terminée par la suppuration de l'œil, a été suivie, après la ponction, d'une petite hémorrhagie, qui paraît avoir été le point de départ de la suppuration.

Dans aucune de nos expériences, nous n'avons eu de décollement considérable de la rétine; c'est peut-être l'accident le plus grave qui puisse survenir à la suite du prolapsus du corps vitré, parce que la rétine perd immédiatement ses propriétés d'organe percepteur des ondes lumineuses dans tous les points séparés de la choroïde par le caillot sanguin.

Dans plusieurs de nos expériences, nous avons vu le

sang, déchirant la rétine, s'épancher dans le corps vitré, former un caillot qui se désagrége dans l'organe, et finit par disparaître par résorption. Cependant, il faut remarquer aussi que dans les expériences 5, 6 et 12, nous avions de la choroïdite circonscrite dans les points où les caillots, obéissant aux lois de la pesanteur, étaient venus s'arrêter. Là, encore, le sang avait joué le rôle de corps étranger, et, si nous avons eu seulement des points enflammés, parfaitement circonscrits, c'est que nous avions affaire à des yeux tout à fait normaux. Nous dirons tout à l'heure qu'il n'en est pas toujours de même sur certains yeux humains atteints de cataracte de mauvaise nature et déjà prédisposés à l'inflammation.

CHAPITRE III.

Nous venons de voir dans nos expériences, le corps vitré tantôt modifié par le fait de la soustraction, tantôt reconstitué rapidement sans aucune altération primitive ou consécutive; nous allons maintenant passer en revue un certain nombre d'observations dans lesquelles le corps vitré humain est sorti de sa coque oculaire, soit à la suite de blessure accidentelle de la sélérotique, soit plus fréquemment à la suite des opérations de cataractes, et voir si les faits concordent avec les résultats obtenus sur les animaux. Nous ne pouvons vraisemblablement espérer de résultat tout à fait identique, car les conditions d'observation ne sont pas les mêmes que celles d'expérimentation.

Dans toutes nos observations, nous aurons à tenir

grand compte du traumatisme qui a permis au vitré de s'écouler au dehors : dans nos expériences, le traumatisme a été atténué autant que possible, de façon à n'amener jamais de plaie, qui pût être le point de départ d'une inflammation des membranes. Dans les observations, au contraire, nous aurons le plus souvent, ou une large solution de continuité comme dans l'opération de la cataracte, ou une contusion violente compliquant encore la déchirure dans le cas de corps mousse pénétrant à travers la sclérotique.

Deux faits que nous allons rapporter paraissent se rapprocher de nos expériences, au moins par le manuel opératoire, car le traumatisme ne s'adressait pas à des yeux sains comme ceux de nos lapins.

Quelques ophthalmologistes ont prôné pour le traitement du glaucome des ponctions capillaires dans le vitré, afin d'enlever une partie de cet organe et de diminuer d'autant la pression intra-oculaire. C'est à ces tentatives que nous faisons allusion.

Observation I. — Marie B..., blanchisseuse, est atteinte depuis six mois de glaucome avec accès revenant presque périodiquement toutes les trois semaines. Un oculiste lui fait en ville une ponction de O. G. et retire à l'aide d'une petite seringue un liquide clair comme de l'eau, au dire de la malade. Les douleurs, loin de cesser, augmentent ; l'œil devient rouge et la douleur décide la malade à venir, le 10 mars 1873, à Lariboisière, à la Clinique ophthalmologique de M. le Dr Panas.

Voici ce que nous observons : Gonflement des paupières gauches, avec saillie d'un chémosis très-considérable entre leurs bords libres. Cornée transparent , entourée complètement par un bourrelet conjonctival. L'iris immobile est assez largement dilaté. La pupille paraît d'un blanc laiteux; on constate facilement par l'éclairage oblique que cette opalescence n'a pas son siége dans le cristallin; en écartant davantage les paupières, on aperçoit à la partie inféro-interne du globe oculaire une tumeur sous-conjonctivale du volume d'un pois, c'est le point où la ponction a eté faite.

La malade est anesthésiée et l'on enlève la petite tumeur. Celle-ci est entourée par la conjonctive et paraît formée par une masse caséeuse qui rappelle tout à fait les suppurations intra-oculaires. Cette suppuration a évidemment son origine à l'intérieur de l'œil : en effet, on trouve une petite ouverture dans laquelle on engage facilement un stylet fin qui pénètre dans le corps vitré. Cependant il ne se fait aucun écoulement, le pus intra-oculaire étant comme la collection sous-conjonctivale un pus caséeux.

On fait des applications permanentes de compresses trempées dans l'eau chaude. Injections de morphine à la région temporale. Au bout de cinq jours, les douleurs ont disparu complètement. Deux mois après, l'œil n'a plus que les deux tiers de son volume primitif, les douleurs ont disparu.

Obs. II. — Pierre P..., 42 ans, cartonnier; glaucôme aïgu, de l'œil droit surtout, occasionnant des douleurs atroces. En douze jours on fait 4 ponctions pour enlever un peu du corps vitré. Chaque fois soulagement notable. A l'examen au miroir : trouble du vitré expliqué suffisamment par l'état de la choroïde. Résultat nul au point de vue de l'amélioration de la transparence des milieux de l'œil : mais ces ponctions répétées n'ont amené aucun accident.

Dans ces deux observations, on a, comme dans nos expériences, enlevé avec la seringue une certaine quantité de C. v. Dans l'observation 2, les ponctions, quoique multiples n'ont amené aucune complication; dans l'autre au contraire une seule a suffi pour déterminer la suppuration. Faut-il en conclure que cette suppuration a débuté par le C. v.? Nous ne le croyons pas, car le glaucome, s'accompagnant de lésions de la choroïde, il a suffi d'une seule piqûre pour faire passer l'inflammation de cette membrane de l'état chronique à l'état aigu. Ces cas, d'ailleurs, sont toujours très-complexes, car il faut tenir compte, non pas tant de l'opération que de l'état antérieur de l'œil. Or, dans toutes les affections anciennes de la choroïde, il est bien rare que le C. v. conserve sa constitution normale. Pour nous, ces altérations antérieures prédisposent à la suppuration, car tout le monde sait que, si l'on parvient chez les animaux à faire suppurer primitivement le C. v. il est bien rare d'observer ce fait chez l'homme.

Dans l'observation suivante, malgré une perte notable d'humeur vitrée, le malade a conservé la vue.

Obs. III. — Jean D., 23 ans, travaille dans les caves à la confection du vin de Champagne. Une bouteille lui éclate entre les mains, et un éclat de verre lui fait une plaie de 1 centim. à peu près sur la sclérotique de O. D., en arrière du cristallin. Issue immédiate du vitré. Le malade est conduit à l'Hôtel-Dieu de Reims, dans le service de M. le Dr Decès. L'œil est mou et notablement diminué de volume. Le corps vitré s'écoule encore quand le malade fait des efforts. On peut évaluer la perte à plus de 1/3 de l'humeur. Atrésie presque complète de la pupille, conservation de la chambre antérieure. Le cristallin paraît en place. Pendant quinze jours, application d'eau froide sur l'œil. Durant ce même temps, nous avons pu voir aussi le C. v. faire hernie à travers les lèvres de la plaie, tout en conservant sa transparence parfaite. Un mois après, la cicatrisation était complète, et la vue à peu près intacte. L'examen ophthalmoscopique n'a pas été fait.

Nous pouvons considérer cette observation comme une véritable expérience, à cette différence près, qu'elle exposait davantage à la suppuration, à cause de l'importance de la déchirure, de son irrégularité et de la contusion qui avait dû nécessairement la compliquer. Malgré tout, nous n'avons pas eu de suppuration, et ce fait a pour nous une grande importance, car il nous fait voir que, chez l'homme comme chez les animaux, le corps vitré parfaitement sain est rarement le point de départ d'une inflammation suppurative. Nous avons eu l'occasion de voir cette année à la clinique ophthalmologique de Lariboisière, deux autres cas de perforation de la sclérotique avec hernie du C. v. C'était chez deux enfants qui tous deux s'étaient fait cette blessure en jouant avec des plumes métalliques. Dans ces deux cas, la cicatrisation a demandé à peu près quinze jours pour se faire, et pendant ce temps le C. v., malgré sa hernie, est toujours resté transparent. Nous nous croyons donc en droit de conclure que le C. v. de l'homme à l'état normal est, comme celui des animaux, jusqu'à un certain point réfractaire à la suppuration.

Bien que nous ne rapportions pas d'autres observations sur ce sujet, nous nous rappelons parfaitement avoir vu plus d'une fois le corps vitré hernié s'enflammer seulement dans la partie extra-scléroticale et donner dans la tumeur du pus véritable, tandis que la partie restée dans l'œil n'était le siége d'aucun trouble.

Tous ces phénomènes dont nous venons de parler, nous les voyons se reproduire après l'opération de la cataracte. Aussi, quant à nous, lorsque le C. v. ne s'échappe pas en quantité suffisante pour déterminer des hémorrhagies intra-oculaires et constituer par là des prédispositions à une inflammation consécutive, nous croyons que l'organe par lui-même ne suppure primitivement que dans des cas fort peu nombreux. Les deux observations suivantes viennent encore confirmer ce fait.

Obs. IV. — Louis G., 65 ans, mécanicien, entre à Saint-Louis, en septembre 1870, pour une cataracte dure de O. G. dans le service de M. Panas. On donne le chloroforme, et l'extraction est pratiquée avec iridectomie par le procédé de de Græff. A la fin de l'opération, le malade étant à moitié éveillé, fait des efforts violents et expulse la moitié environ de son humeur vitrée. On fait immédiatement le pansement par occlusion. Le lendemain l'œil a sa tension normale, et la chambre antérieure est reformée. Les jours suivants, on observe un peu d'iritis traumatique, qui cède rapidement. Le vitré, en s'échappant, a entraîné tout ce qui restait de couches corticales, et la pupille est très-nette. Deux mois après, le malade sort avec une acuité visuelle égale à 1/10. Ce qui a nécessité un séjour de deux mois à l'hôpital, c'est une conjonctivite que le malade a contractée lorsque sa plaie cornéale était complètement cicatrisée. A l'examen ophthalmoscopique, on retrouvait quelques débris de la capsule opacifiés, mais le corps vitré et le fond de l'œil paraissaient complètement sains.

Il ne faudrait pas conclure de ce fait que, dans les cas analogues, le résultat sera toujours le même. Chaque œil se trouve pour ainsi dire dans certaines conditions à lui propres, qui le rendent plus ou moins rebelle à l'inflammation suppurative. Dans un cas, l'issue du C. v. passera inaperçue au point de vue des complications, dans tel autre au contraire, il surviendra rapidement des accidents consécutifs.

L'observation suivante va nous montrer combien grande peut être la tolérance de l'œil après l'issue partielle du vitré.

Obs. V. — B. (Céleste), 64 ans, journalière, entre à l'hôpital Lariboisière, service de M. Panas, le 2 avril 1873.

Le 5 mars, opération de O. G., extraction sans chloroforme, kératotomie supérieure et iridectomie. Au moment où l'on fait la discision de la capsule, la malade, dont l'intelligence paraît bornée, se met à pousser des cris et à gesticuler. Avant même que l'on ait cherché à faire sortir la lentille cristallinienne, la zone de Zinn se rompt, et le corps vitré sort en quantité d'autant plus considérable que, malgré toutes les recommandations, la malade continue à crier et à s'agiter. La moitié à peu près du C. v. s'est écoulée avant que l'on ait pu songer à enlever le cristallin. On abandonne la malade sans essayer l'extraction, et on fait un pansement par occlusion.

Le jour suivant, le cristallin, dont la capsule a été discisée, commence à gonfler, l'iris fait hernie aux angles de l'incision cornéale. Le troisième jour après l'opération, la malade n'accuse aucune douleur. L'iris est refoulé en avant par le gonflement du cristallin; la chambre antérieure n'existe plus. Trois jours après, on anesthésie alors la malade, et à l'aide d'un crochet, on enlève le cristallin, après avoir préalablement désuni les lèvres de la plaie qui sont simplement agglutinées. Il est difficile de nettoyer complètement la chambre antérieure, car le C. v. qui paraît avoir repris son volume habituel s'écoule en petite quantité, il est vrai, mais avec la même transparence et la même consistance que le vitré normal. Le lendemain et les jours suivants, il y a un peu d'iritis déterminée par les manœuvres que nous venons d'indiquer. On fait alors un traitement antiphlogistique énergique (sangsues, calomel, injections morphinées), et huit jours après les accidents aigus ont tout à fait disparu. Il reste dans le champ pupillaire des débris cristalliniens qui se mélangent à l'exsudat produit par l'iritis. L'œil cependant reste rouge pendant près d'un mois encore : un peu de choroïdite s'est probablement développée, et entretient cette rougeur.

Deux mois après, la néo-membrane qui s'était formée dans le champ pupillaire s'est manifestement amincie. Elle offre à sa partie supérieure une petite ouverture un peu plus large qu'un trou d'épingle et par laquelle la malade peut voir et suivre facilement la lumière.

Cependant l'œil est devenu mou, et le C. v., qu'il est impossible d'examiner à l'ophthalmoscope, a dû perdre une grande partie de sa transparence ou tout au moins de sa consistance. Mais ici encore l'altération n'est pas primitive; elle est la conséquence de l'inflammation chronique de la choroïde, inflammation qui a eu elle-même son point de départ dans l'iris. Malgré tout, nous croyons que cette malade, quand on l'aura débarrassée de la pseudo-membrane qui obstrue son champ pupillaire, verra suffisamment pour se conduire.

Ce qui surtout nous a frappé dans cette observation, c'est la tolérance extrême des milieux de l'œil. Le C. v. enlevé en partie, se reforme en trois jours : à ce moment, il y a issue nouvelle d'une petite quantité du C. v., sans qu'il soit le siége d'aucun accident inflammatoire. Si l'œil est un peu ramolli, c'est par altération consécutive de la membrane nourricière par excellence des milieux de l'œil : par l'inflammation subaiguë du système des vaisseaux irido-choroïdiens. Mais le C. v. est resté primitivement intact; son ramollissement n'a eu lieu que plus tard, lorsque la choroïde ne lui a plus fourni les éléments normaux de sa nutrition.

Chez l'homme, le C. v. se reconstitue donc rapidement, comme nous l'avons observé dans nos expériences, et reste le plus souvent normal lorsqu'aucune complication ne vient modifier sa nutrition.

Nous sommes cependant loin d'admettre l'opinion de Velpeau, qui regardait l'issue de l'humeur vitrée comme une chose heureuse. Le seul service que puisse rendre le prolapsus du vitré, c'est, en passant par la chambre antérieure, d'entraîner avec lui les débris de la capsule et les couches corticales cristalliniennes restées adhérentes. Mais nous savons que ce résultat est loin d'être la règle.

Avec les nouveaux procédés d'extraction de la cataracte le prolapsus du C. v. a perdu notablement de sa gravité. Dans la méthode de Daviel, la cornée était largement ouverte, et le vitré trouvait une issue facile par cette plaie, dont les lambeaux étaient loin d'avoir toute la coaptation désirable. Dans les procédés linéaires, au contraire, on a une simple boutonnière dont les lèvres s'affrontent d'elles-mêmes. Qui plus est, la pression intra-oculaire a de la tendance à les fermer, au lieu de tendre à les entr'ouvrir.

Ainsi donc, s'il est exagéré de considérer l'issue du C. v. comme une heureuse complication, on ne doit pas non plus dire que la perte de l'œil en est la conséquence obligée. Les observations que nous venons de rapporter nous en fournissent la preuve, et les cas de suppuration de l'œil que nous avons eu l'occasion d'observer à la suite de l'opération de la cataracte ont eu le plus souvent leur point de départ dans la conjonctive et les lèvres de la plaie. Il est cependant bien délicat de faire la part qui revient à chaque organe; mais, si nous osions baser notre opinion sur les faits que nous avons observés, nous dirions que, tout en admettant la suppuration primitive du vitré, il est difficile de prouver cet accident sur un œil cataracté.

C'est bien certainement par l'inflammation des lèvres de la plaie que débutent toujours les accidents assez sérieux pour entraîner la perte de l'œil. Dans tous les cas où nous avons vu l'œil opéré entrer en suppuration, nous en avons cherché avec soin le point de départ. Presque toujours nous l'avons trouvé du côté de la conjonctive : nous ne venons pas soutenir qu'il n'y a pas d'iritis purulente primitive à la suite de l'opération de la cataracte, nous croyons seulement ce fait beaucoup plus rare qu'on le dit habituellement.

A la suite d'iritis purulente, le C. v. même prolapsé, entre difficilement en suppuration. L'observation suivante, que nous citons en abrégé, en est une preuve.

Obs. VI. — Bobba, 54 ans, cataracte dure de l'œil. Service de M. Panas.

L'extraction est faite sans chloroforme, par la méthode linéaire périphérique supérieure et avec iridectomie. La pince fixatrice déchire à plusieurs reprises la conjonctive, qui paraît très-friable. — Le cristallin sort difficilement. En pressant légèrement sur l'œil, on fait sortir quelques gouttes du vitré. Le lendemain conjonctivite qui devient rapidement purulente. Pus entre les lèvres de la plaie, s'infiltrant peu à peu dans la chambre antérieure.

Iritis suppurative. Pendant cinq jours, douleurs atroces qui nécessitent l'ablation du segment antérieur de l'œil. Le malade est endormi, et en l'opérant on trouve la chambre antérieure remplie de pus caséeux. Le vitré s'écoule en petite quantité : il paraît avoir conservé toutes ses propriétés normales. Ce qui reste de l'œil disparaît par fonte purulente.

Ainsi le vitré se trouvait là aussi près que possible d'un foyer de suppuration qui a persisté pendant plus de huit jours, et malgré tout nous retrouvons cet organe peut-être un peu ramolli, mais se rapprochant beaucoup du vitré normal.

Si dans un œil sain le corps vitré suppure difficilement, il ne faudrait pas en conclure qu'il ne puisse subir d'autre modification inflammatoire. Nous avons dit au chapitre de nos expériences que le C. v. pouvait s'enflammer chroniquement et donner lieu à certains phénomènes inflammatoires qui ne se développent généralement qu'après un temps assez long, circonstance qui nous avait empêché d'observer le fait sur nos lapins : nous voulons parler de l'atrophie consécutive du corps vitré. L'observation suivante, que nous devons à l'obligeance de notre ami, le Dr Manichon, en sera une preuve.

En juin 1869, M. Manichon opère de O. D. à l'Hôtel-Dieu d'Oulchy le nommé F. (Pierre), âgé de 63 ans. Procédé de Daviel. Kératotomie supérieure. Le malade s'agitait malgré les remontrances. Aussitôt la capsule discisée, un tiers environ de l'humeur vitré se précipita dehors avec le cristallin. L'œil est refermé et pansé. Le soir, fièvre assez intense. Le lendemain douleur péri-orbitaire. Saignée générale, eau froide *loco dolenti*. Les choses s'améliorent les jours suivants, et le malade sort cinq semaines après l'opération, sans accident nouveau.

L'opéré revu dernièrement, c'est-à-dire trois ans après, présente l'état suivant. L'œil droit est plus petit que le gauche : il voit mieux les objets éloignés, mais encore comme à travers un léger brouillard ; les contours ne sont pas bien nets : il y a des cercles de diffusion. La consistance de l'œil ne diffère pas de celle de l'autre côté. Sa pupille ayant été dilatée, on aperçoit des corps flottants, des taches blanches, et des espèces de brides dans le champ pupillaire. Malgré tout, ajoute l'opérateur, le malade distingue assez pour se conduire avec ses lunettes.

Cette observation rentre parfaitement dans le cadre de ce qui a été décrit sous le nom d'inflammation chronique du vitré, inflammation qui n'a pas été généralement admise, mais à laquelle nous croyons cependant. Dans ce cas, les éléments de nouvelle formation ne sont plus des globules se rapprochant plus ou moins des globules purulents ; ils ressemblent plutôt aux éléments du tissu cellulaire et peuvent dans certains cas se cicatriser comme un véritable tissu inodulaire. Cette rétraction explique dans une certaine mesure les décollements rétiniens consécutifs aux blessures du vitré. Presque toujours on trouve en même temps des altérations du côté de la choroïde, car l'humeur vitrée et la choroïde ont entre elles des rapports très-intimes, et il n'est pas possible que l'altération de l'une ne réagisse pas nécessairement sur la vitalité de l'autre. Mais ces complications, on le comprend, ne surviennent qu'après un temps plus ou moins long, de même que les rétractions cicatricielles ne se montrent qu'après un temps variable.

La perte de l'humeur vitrée s'accompagne-t-elle chez l'homme, comme chez les animaux qui ont servi à nos expériences, de ces accidents que nous avons désignés sous le nom d'accidents immédiats : hémorrhagie, et décollement de la rétine? Bien que nous n'ayons pas trouvé d'observation très-concluante à ce sujet, nous pouvons avancer par analogie que très-probablement les mêmes phénomènes se produisent. Car nous avons la même cause efficiente : le vide produit dans la coque oculaire. Chez les cataractés, une cause nouvelle facilite l'hémorrhagie intra-oculaire. La cataracte, en effet, ne survient que chez les individus déjà avancés en âge, lorsque le système vasculaire a perdu une partie de ses propriétés, lorsqu'il commence à subir la dégénérescence graisseuse ou athéromateuse ; en un mot quand la résistance à la pression sanguine est notablement diminuée. Cet affaiblissement ne peut que favoriser, on le conçoit, la production des hémorrhagies. Cependant nous ferons remarquer que l'on a rarement l'occasion d'étudier ces hémorrhagies. En effet, aussitôt après une opération de cataracte pendant laquelle il y a eu issue du vitré, on ne s'occupe que d'une chose : fermer l'œil le plus promptement possible. Si la perte de l'humeur a été assez considérable pour déterminer par le vide intra-oculaire une rupture de quelque vaisseau choroïdien, il survient habituellement des complications inflammatoires du côté de l'iris qui masque complètement le champ pupillaire. Si l'hémorrhagie a été peu abondante, elle ne donne lieu à aucun accident. Le C. v. paraît intact et le redevient en effet bientôt, puisque la résorption s'opère alors assez rapidement.

On sait combien, dans les premiers jours qui suivent l'opération, l'œil du cataracté est sensible à la lumière. Aussi se garde-t-on d'aller examiner à l'ophthalmoscope un œil qui paraît en voie de guérison, au risque de compromettre le succès final. Nous n'avons donc jamais pu, dans les hôpitaux, faire l'examen du fond de l'œil dans les premiers jours qui suivent le prolapsus du vitré. Quand au décollement immédiat de la rétine, ce n'est pour ainsi dire qu'une variété de l'hémorrhagie intra-oculaire. Le siége seul est différent ; les causes sont les mêmes. Au point de vue de la vision et en supposant qu'il ne survienne aucun accident inflammatoire, l'hémorrhagie qui amène un décollement de la rétine est toujours beaucoup plus grave, puisque toute la partie décollée perd la propriété de percevoir la lumière.

Il nous reste encore quelques mots à dire sur un accident consécutif à la plupart des altérations des membranes de l'œil : c'est-à-dire de ce qu'on a désigné sous le nom d'ophthalmie sympathique. Le prolapsus du corps vitré peut-il entraîner une ophthalmie sympathique? Nous ne discuterons pas cette question. Nous croyons seulement que les altérations, limitées au vitré exclusivement, ne peuvent donner lieu à cet accident; car, pour nous, l'ophthalmie sympathique est la conséquence de l'inflammation du système irido-choroïdien.

Nous citerons ici l'opinion de M. de Brondeau (1), qui s'est occupé de la sympathie dans les affections oculaires : « En résumé, nous admettons comme réelle, dans un grand nombre de cas, la propagation des lésions inflammatoires de l'œil blessé suivant le trajet des nerfs optiques. Nous pensons que, pour certains cas, il faut reconnaître l'existence d'une action sympathique véritable exercée par l'un des yeux sur l'autre, *soit par l'intermédiaire des nerfs optiques, soit à l'aide d'autres nerfs oculaires.* »

Le corps vitré n'est donc plus en cause, et, si nous basions notre opinion sur les faits d'ophthalmie sympathique observés par nous-même, nous n'hésiterions pas à reconnaître, dans la plupart des cas, l'influence des nerfs ciliaires. Or, cette influence des nerfs ciliaires se trouve elle-même le plus souvent sous la dépendance d'un état inflammatoire, et nous savons que l'irido-cyclite est de toutes les inflammations oculaires

(1) Thèse de Paris, 1858, t. III, p. 57

celle qui prédispose le plus à l'ophthalmie sympathique.

Enfin, si nous résumons les observations rapportées dans ce chapitre, nous voyons que les résultats se rapprochent la plupart du temps des résultats obtenus dans nos expériences, et, s'il existe parfois des différences assez sensibles, elles doivent être rapportées au manuel opératoire. Dans les deux cas même tolérance du vitré, même rapidité dans sa reproduction, mêmes altérations consécutives des membranes vasculo-nerveuses. Aussi, de la comparaison de ces deux ordres de faits nous croyons nous autorisé à tirer les conclusions de notre dernier chapitre.

CHAPITRE IV.

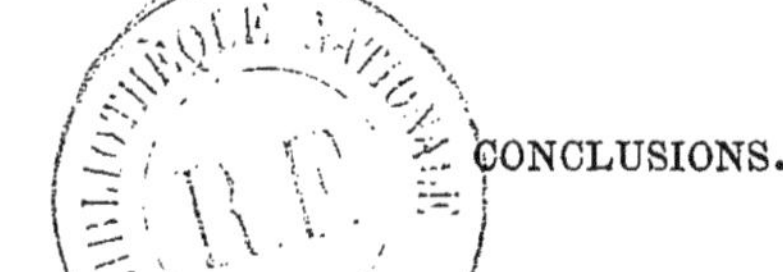

CONCLUSIONS.

I. Le corps vitré se reforme rapidement chez l'homme comme chez les animaux.

II. Son prolapsus est plus grave à la suite des opérations dans lesquelles l'œil est largement ouvert.

III. La gravité de cet accident est en raison directe de la quantité d'humeur vitrée évacuée.

IV. Le corps vitré peut s'enflammer primitivement à a suite d'un traumatisme.

V. Cette inflammation peut se terminer par résolution, par suppuration, ou passer à l'état chronique.

VI. Les complications immédiates du prolapsus du vitré ont leur point de départ dans la choroïde.

VII. La complication consécutive qui est la plus fréquente est l'atrophie de l'organe.

A. PARENT, imprimeur dé la Faculté de Médecine, rue Mr-le-Prince, 31.

www.ingramcontent.com/pod-product-compliance
Ingram Content Group UK Ltd.
Pitfield, Milton Keynes, MK11 3LW, UK
UKHW020435230726
13925UKWH00004B/1732